BEI GRIN MACHT SICH IHR WISSEN BEZAHLT

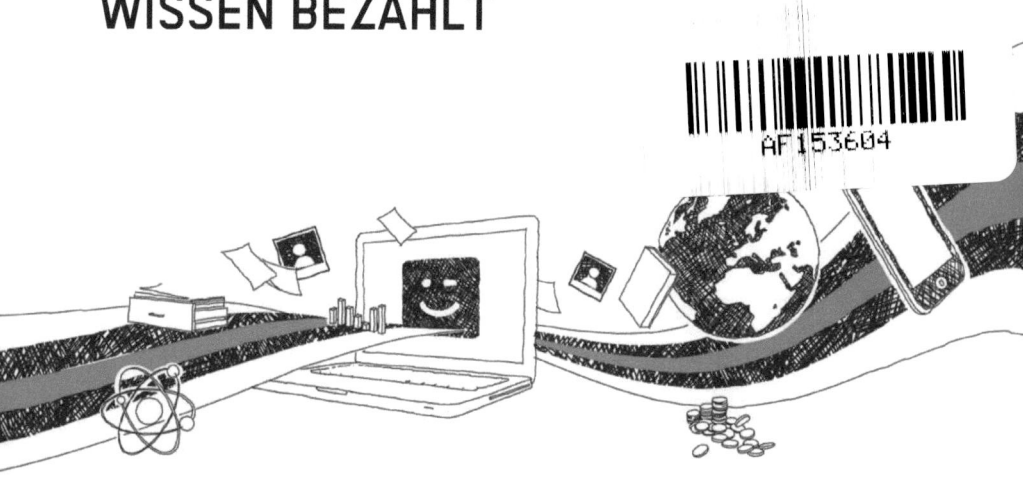

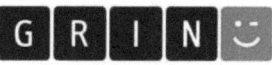

Sport als Interventionsmaßnahme

Der Einfluss von körperlicher Aktivität auf den Umgang mit Stress

Diana Bukina

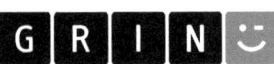

Bibliografische Information der Deutschen Nationalbibliothek:

Die Deutsche Nationalbibliothek verzeichnet diese Publikation in der Deutschen Nationalbibliografie; detaillierte bibliografische Daten sind im Internet über http://dnb.d-nb.de abrufbar.

ISBN: 9783346342539
Dieses Buch ist auch als E-Book erhältlich.

© GRIN Publishing GmbH
Nymphenburger Straße 86
80636 München

Druck und Bindung: Books on Demand GmbH, Norderstedt Germany
Gedruckt auf säurefreiem Papier aus verantwortungsvollen Quellen

Das vorliegende Werk wurde sorgfältig erarbeitet. Dennoch übernehmen Autoren und Verlag für die Richtigkeit von Angaben, Hinweisen, Links und Ratschlägen sowie eventuelle Druckfehler keine Haftung.

Das Buch bei GRIN: https://www.grin.com/document/985938

Sport als Interventionsmaßnahme - Der Einfluss von körperlicher Aktivität auf den Umgang mit Stress

Von Diana Bukina

I. Abstract

Besonders in den westlichen Industrienationen ist er ein verbreiteter Begriff: Stress. Schuld daran sind unter anderem täglich wachsende Ansprüche einer Konsumgesellschaft, in der wir leben. Sport dient als physischer und mentaler Ausgleich, als eine potentielle Interventionsmaßnahme. Im empirischen und theoretischen Teil werden die Bedingungen und Auswirkungen von Sport auf den psychosozialen Wohlstand vorgestellt. In der Diskussion werden Aspekte unter der Prämisse der Hypothese beleuchtet und auf ihre Funktionalität in der Realität geprüft.

Inhaltsverzeichnis

1. Einleitung

„Ich bin gestresst!" Diese Aussage wird beständig im Kontext des subjektiven Wohlbefindens geäußert. Auch beim Absagen von Terminen ist Stress ein häufig vorgeschobenes Argument. Aufgrund der Allgegenwärtigkeit der Aussage wird ihr in der Gesellschaft bedauerlicherweise kaum noch Kraft verliehen, obwohl sich nicht selten deutlich mehr dahinter verbirgt, als zunächst angenommen. In der Regel wird Stress bereits mit einem vielseitigen, arbeitsintensiven, bisweilen überfordernden Alltag, oder dem Ausbleiben von Urlaub gleichgesetzt. Es fängt schon im Säuglingsalter an, wenn die Mutter ihr Kind aus den Händen ins Bettchen legt und das Kind anfängt zu schreien. Es empfindet das erste Mal Stress. Menschen klagen täglich über Stress, und in den meisten Fällen wird die Überarbeitung, Sorge oder die fehlende Freizeit damit gemeint. Somit ist das Wort Stress in den alltäglichen Wortgebrauch des Einzelnen eingegangen. Jeder Mensch wird täglich mit ständig wechselnden Anforderungen konfrontiert, auf die er gestresst reagiert. Chronische Zustände und exzessiv anhaltende Stresslevel können einerseits zu schweren physischen Erkrankungen, wie kardiovaskulären Krankheiten, Immunschwächen, Stoffwechselschäden, oder gar zu Schlaganfällen führen, genauso aber auch andererseits psychische Schäden, wie Depressionen oder Burnout verursachen. (vgl. Mücke et al. 2018, S. 3) Da Stress als abstrakter Begriff wie oben beschrieben vielfältigste Interpretationen auslöst und nur schwer greifbar ist, stellen sich signifikante Fragen bezüglich seiner Definition. Was ist Stress per Definition, an welcher Stelle beginnt er, wie weit bleibt er individuell erträglich und wo liegt sein Übergang zur chronischen Krankheit? Wie viele Menschen sind tatsächlich von Stress betroffen? Wie ist mit Stress umzugehen?

Da Berufswechsel oder gar Auszeiten nur selten realisierbar sind, suchen zahlreiche Menschen in ihrer Freizeit oder gar berufsbegleitend einen körperlichen Ausgleich. Sport scheint hier eine gängige Methode zur Stressbewältigung zu sein. Dass dieser aufgrund der Möglichkeit des „Auspowerns" den „Geist frei machen" soll, ist in der Gesellschaft eine sehr verbreitete Mutmaßung. In der Fachliteratur ist allerdings nur bedingt eine wissenschaftliche Bestätigung dieser Annahme geliefert. (vgl. Fuchs & Klaperski 2012, S. 100-121) Ob Sport also tatsächlich nachweisbar langfristige Erfolge gegen dauerhafte Stresszustände erzielen kann, bleibt zu prüfen. Diese Arbeit versteht sich im Wesentlichen als ein Ansatz, mithilfe der Analyse diverser themenspezifischer Studien, der Fragestellung, inwiefern sportlicher Ausgleich als

Interventionsmaßnahme zur Reduktion von Stress führen kann, nachzugehen. Es erfolgt demgemäß eine Untersuchung des Sports hinsichtlich seiner Wirkung als Möglichkeit der Intervention gegen Stress. Dabei werden zunächst im empirischen Teil bereits existente psychologische Theorien in Bezug auf Stressbewältigung mit dem Schwerpunkt ‚sportlicher Aktivität' dargelegt. Ebenfalls werden hier eine Reihe von Studien vorgestellt, welche direkte Korrelationen zwischen Sport und Stress empirisch untersuchen. Dabei geht es unter anderem auch um die Wirksamkeit der Prävention und Intervention hinsichtlich möglicher Folgekrankheiten von Stress. Im darauffolgenden Kapitel ‚Methode und Ergebnisse' steht die Grundlage, auf der diese Arbeit basiert, im Vordergrund. Hier wird die Studie Entwicklung und Evaluierung eines Stressbewältigungsprogramms für Studierende im Hochschulsetting von Seidl et al. vorgestellt. Sport stellt in Referenz zur Studie ein optionales Interventionsverfahren dar, weshalb es hier thematisiert wird. Die im empirischen Teil geschaffene theoretische Basis legt den Grundstein, um schließlich in der Diskussion, dem letzten inhaltlichen Teil der vorliegenden Arbeit, das Thema zu erörtern. Da besonders seit der gesellschaftlichen Ausbreitung von Zivilisationskrankheiten Interventionen psychologischer Art eine stetig wachsende Bedeutung zugesprochen wird, stellt der letzte Teil durch seine Zusammenführung der zentralen Studie mit dem Interventionsverfahren Sport einen Übergang her, der die Notwendigkeit insbesondere sportlicher Intervention hervorhebt. Dies soll mithilfe eines abrundenden Diskurses mit Beleuchtung der Forschungshypothese der Arbeit gelingen. Ebenfalls wird kritisch mit dem Wert der genutzten Studien umgegangen. Diese werden im Wesentlichen auf ihre Repräsentativität und mögliche operationale Fehler hin geprüft. Auch der Wert der Resultate soll kontrovers diskutiert werden. Das heißt zudem, dass ein Ansatz besteht, die Erkenntnisse dahingehend zu prüfen, ob sich Schlüsse ziehen lassen, die im Optimalfall auch praktisch umsetzbar sind.

2. Theoretischer / empirischer Hintergrund

Bevor die Rolle von Lösungsansätzen, wie dem Sport als Präventions- bzw. Interventionsmaßnahme, bewertet werden kann, ist es unerlässlich, zuallererst aufzuzeigen, weshalb diese stressreduzierenden Eingriffe ausgeführt werden müssen. Es stellt sich nämlich zunächst die Frage, gegen was interveniert wird. Gegen eine Krankheit? Gegen bestimmte Symptome? Gegen kurz- oder langfristigen Stress? Bevor also Stressbewältigungsprogramme bewertet werden, sollte ihr Ursprung an sich untersucht werden: Der Begriff Stress und wie Stress entstehen kann. Es folgt daher eine kurze Begriffsklärung.

Historisch betrachtet, wich die semantische Bedeutung des ehemals physikalischen Begriffs „Stress" ein Stück weit von der heutigen ab. Der Chemiker und Arzt Selye (1936) verwendete ihn im medizinischen Kontext ursprünglich als „eine Reaktion des Körpers (von Lebewesen) auf starke, die Gesundheit potenziell beeinträchtigende Reize" (Reimann/Pohl 2006, S. 217). Heutzutage ist der Begriff ‚Stress' im ICD-10 unter Z73 aufzufinden und entspricht der Bedeutung eines Problems in Bezug auf Schwierigkeiten bei der Lebensbewältigung. Unter anderem wird Stress auch als Zustand der totalen Erschöpfung, Mangel an Freizeit und als psychische und körperliche Belastung beschrieben. Doch In der ICD 10-Klassifikation wird die Definition von Stress nicht als Krankheit angesehen und enthält keine genaue Beschreibung der Symptome, im Gegensatz zu Depressionen, Angstzuständen, etc. Eine Studie, die in Deutschland mit 1200 Menschen durchgeführt wurde, verdeutlicht, dass 46 Prozent der Männer und Frauen sich durch die eigene Arbeit besonders gestresst fühlen. Bei Frauen allein lag der Wert bei 39 Prozent. Bei Männern im Vergleich sogar bei 54%, was in der Praxis impliziert, dass über die Hälfte der berufstätigen männlichen Bürger ein wesentliches Gefühl von Stress im Berufsleben empfinden. Somit wird der eigene Job als Stressfaktor Nummer Eins gesehen. Dicht gefolgt mit einem Wert von 43 Prozent sind die Ansprüche an einen selbst. Übersetzt bedeutet das, dass ein wesentlicher Teil der Menschen sich Ziele setzt, die ohne ein gewisses Stresspensum nicht, oder nur schwer zu realisieren sind. Folgerichtig bleibt aber zu differenzieren, ob dieser entstehende Stress ein hemmender sein muss, oder nicht auch leistungsfördernd sein kann. Die Schwelle, die schließlich zu Folgekrankheiten wie Burnout und Co. führen kann, ist individuell und abhängig davon, wie stressresistent der jeweilige Mensch ist. Platz Drei in dieser Rangfolge nimmt der freizeitliche Terminstress mit einem Wert von 33 Prozent ein. (vgl. TK-Presse & Politik 2016, S. 13) Stress kann sich also chronisch leichter ausweiten, wenn notwendige Erholungsphasen nicht eingehalten werden, in denen entweder die vorherige mentale oder physische Belastung nicht ausreichend verarbeitet wird. Zur kurzfristigen Stressbewältigung greifen viele nach der täglichen "Antistress Zigarette" oder nach dem Genussmittel Alkohol. In Anlehnung an die Definition von Stress bleibt insgesamt festzuhalten, dass Stress keine Krankheit, sondern lediglich eine Ursache für physische und psychische Krankheiten sein kann. Insofern wird der Umgang des Betroffenen mit Stress außerordentlich erschwert, denn Krankenkassen werden kaum für die reine Reduktion von

Stress, ohne ein festes Krankheitsbild, Kosten für dessen Bekämpfung übernehmen. Dies impliziert aber auch, dass Stress an sich nur schwer messbar sein kann, denn bevor mögliche Folgekrankheiten eintreten, gibt es wenige Möglichkeiten, die Langfristigkeit des Daseins eines vorhandenen Stresslevels zu beweisen, geschweige denn einzuklagen. Einen Ansatz, wie Stress messbar gemacht werden soll, stellt der Stresstest in der von Mücke et al. verwendeten Studie bezüglich des Einflusses von regelmäßiger physischer Aktivität in Relation zur Stress-Reaktivität dar. Hier wurde als Messinstrument der Trier Social Stress Test (TSST) verwendet. Es ist der am meisten labordiagnostisch genutzte Test, um subjektiven Stress auf eine gesellschaftliche Ebene zu übertragen und messbar zu machen. Die Folge davon ist ein wesentlicher Vorteil hinsichtlich der Repräsentation der Studie. Der TSST kann stärkere Stress Reaktionen hervorrufen als die meisten anderen Stress Test, was ihn so wertvoll für empirische Untersuchungen macht. (vgl. Mücke et al. 2018, S. 1) Der Stress Test setzt sich zusammen aus einer Antizipationsphase zu Beginn, einem fünf minütigen vorgetäuschten Job Interview als zweiten Teil und einer ebenfalls fünf Minuten andauernden anspruchsvollen Rechenaufgabe. Alles muss vor einer nicht reagierenden Jury, bestehend aus zwei oder drei Personen, absolviert werden. Mit dem Verfahren des TSST wurde also eine Methode entwickelt, maximalen Stress auf die Probanden auszuüben. Um ein repräsentatives Ergebnis zu generieren, ist eine gängige Methode, trainierte Probanden, die regelmäßig Sport betreiben, untrainierten Probanden gegenüberzustellen und einen Stresstest unter den gleichen Bedingungen für beide Gruppen durchzuführen. Die zweite Frage, die sich nun stellt, ist, inwiefern dabei das Stresslevel nachgewiesen werden kann. Auch auf diese Frage hatten Entwickler des Stress Tests eine Antwort, denn der menschliche Körper äußert neben seines Verhaltens auch Indikatoren, die den subjektiven Stresspegel nachweislich anzeigen. Als ein erster Parameter ist dabei der Anteil an dem Hormon Cortisol im Körper zu nennen, das entweder über den Speichel oder das Blut nachgewiesen werden kann. Dieses Hormon wird besonders bei der physischen Empfindung von Stress ausgeschüttet. Ebenfalls leicht nachweisbar ist die Herzfrequenz, welche die Reaktivität des Herz-Kreislauf-Systems wiedergibt, das wiederum direkt mit dem autonomen Nerven System abgestimmt ist. Weitere Indikatoren, die allerdings seltener untersucht werden, sind zum Beispiel der Blutdruck, Katecholamine, oder das Level der Alpha-Amylase im Speichel. Die psychologischen Auswirkungen werden in der Regel anhand der Parameter ‚Besorgnis', ‚Stimmung' und ‚Gelassenheit' bewertet. (vgl. Mücke et al., S. 1-3)

Infolge dieser Begriffsklärung von Stress, gilt es nun, darzulegen, warum Sport als ein Faktor betrachtet werden kann, der kurz- und langfristig als eine mögliche Interventionsmethode in den Alltag von gestressten Menschen integriert werden sollte. Dafür folgt eine kurze Beschreibung, was der Autor der hiesigen Arbeit im weiteren Text unter ‚Sport', beziehungsweise ‚sportlicher Aktivität', versteht. Der Begriff Sport umfasst heutzutage viel mehr als nur einen Leistungsvergleich während der Ausübung von Wettkämpfen. Die sportliche Aktivität umfasst in der Literatur einerseits ein etwas weiteres Feld als der herkömmliche Begriff „Sport", allerdings bezieht sich der Autor dieser Arbeit, sofern von „sportlicher Aktivität" die Rede ist, auf den gleichen Begriff, wie wenn das herkömmliche Wort „Sport" fällt. Der Grund dafür ist, dass sich für beide Begriffe, sowohl für den Sport als auch für die sportliche Aktivität, keine genauen Definitionen nachlesen lassen, die in ihrer Form einheitlich von allen Autoren geteilt werden. Sportliche Aktivität kann auch als körperliche Aktivität verstanden werden, welche die typischen Abläufe des Sports übernimmt, ohne den Charakteristiken des Sports wie zum Beispiel Wettkampf zu folgen. So etwa, wenn ein Mensch einen Langlauf betreibt, ohne in einem Wettbewerb teilzunehmen oder einen Gegner gegenüberzustehen, oder wenn vier Personen mit- anstatt gegeneinander Tennis spielen, also weder ihre Spiele noch ihre Sätze zählen. Der Begriff der sportlichen Aktivität impliziert nicht von vorneherein eine bestimmte Ausrichtung wie etwa beim Leistungssport. (vgl. Fuchs/Schlicht 2012, S. 3)

Grundlegende Argumente in der Wahl von sportlicher Aktivität als Präventiv- und Interventionsmaßnahme liegen zunächst einmal darin, dass körperliche Aktivität eine lebensnotwendige Grundvoraussetzung ist. Folgerichtig sinkt auch durch eine Regelmäßigkeit dieses Vorgehens das Sterblichkeitsrisiko. In der Epidemiologie spricht man, in Anlehnung an weitreichende Studien, von einem etwa 30 prozentigem Unterschied des Gesamtsterblichkeitsrisikos von aktiven im Vergleich zu inaktiven Menschen. Die WHO unterstreicht dieses Ergebnis und weist ebenfalls auf ein bedeutend höheres Mortalitätsrisiko von inaktiven Erwachsenen hin. (vgl. Rütten/Pfeifer 2016, S. 34f.) Schwere Folgeerscheinungen von Bewegungsmangel sind vor allem Herz-Kreislauf-Erkrankungen. Analysen von „kardiometabolischen Risikoindikatoren (Reduktion von LDL-Cholesterin und non-HDL-Cholesterin, Blutdrucksenkung)" bestätigen dabei äußerst positive Effekte von sportlicher Aktivität und befürworten als besonders gesundheitsfördernde Maßnahme ein mehrmalig pro Woche durchgeführtes aerobes Training (vgl.Rütten/Pfeifer 2016, S. 35).

Inwiefern aerobes Training sich auf den psychischen Zustand bei Betroffenen von chronischem Stress auswirkt, wird in einem späteren Teil dieses Kapitels beschrieben. Neben seinem Einfluss auf die Physis besitzt Sport zudem auch einen allgemein positiven Einfluss auf die Psyche. Steigerungen der Lebensqualität, des generellen Wohlbefindens und der mentalen Gesundheit sind nur wenige der zu nennenden Aspekte. Der mentale Ausgleich, sowie das „Auspowern" durch den Sport können sich des Weiteren auch im Bereich der Schlafqualität bemerkbar machen. (vgl. Rütten/Pfeifer 2016, S. 47) In Bezug auf Stress wäre ein optimierter Schlafrhythmus dabei sehr angebracht, denn kein Körper ist vollständig erholt, wenn er unter Schlafmangel leidet.

Um die Frage beantworten zu können, ab wann es an der Zeit ist, gegen Stress zu intervenieren, ist auch abhängig davon, wie viel Stress jeder Körper individuell verträgt. Von daher kann nicht pauschalisiert werden, ab wann zu viel Stress ungesund ist oder zu starken gesundheitlichen Folgen führt. Zunächst einmal ist es also eine Frage der Dosis. Je intensiver und anhaltender der Stress ist, desto größer ist das Risiko, dass er auf die psychische und physische Gesundheit einwirkt und sie damit gefährden kann. Ob Stress krank macht, hängt aber auch von der Verfügbarkeit über die eigenen Ressourcen ab, die jeder den Belastungen entgegenstellen kann. Je größer der Widerstand, also die Resilienz, desto weniger wirken Stressfaktoren belastend. (vgl. TK Presse 2016, S. 16) Beim Gesundheitsmanagement ist Resilienztraining eine wichtige Aufgabe, da Resilienz bis zu einem gewissen Punkt erlernbar ist. Dazu gehört Eigeninitiative und ein Wille zur Veränderung. Eine Studie zeigt, dass Menschen mit unterschiedlichen Haltungen im Umgang mit Stress individuell verschiedene Strategien zur Stressbewältigung haben. Mögliche sind beispielsweise: „Augen zu und durch" oder „Duck und weg" - Die einen warten und hoffen, dass ihre Situation zu keinem Dauerzustand führt, die anderen ziehen sich zurück, bis sich die Lage wieder beruhigt. Der dritte Typus läuft bei Stress erst richtig zu Hochleistungsform auf. Die Mehrheit in Deutschland begegnet großem Stress mit der Haltung: „Augen zu und durch". 56 Prozent zählen zu den sogenannten Durchhaltern. Der Stress geht ihnen zwar auf die Nerven und saugt viel Kraft und Energie, aber solange dies nicht zum Dauerzustand wird, akzeptieren sie diese Anspannung im Alltag. Weniger verbreitet, mit 22 Prozent der Deutschen, sind die, die Stress versuchen zu meiden. Nur 16 Prozent gehören den Kämpfern, die meinen, dass Stress ein wesentlicher Faktor zum Erreichen persönlicher Ziele ist. Das heißt, er wird bewusst in Kauf genommen, mit dem Willen, gegen diesen resistent zu bleiben. Bei jüngeren Menschen im Alter zwischen 18 und 39 Jahren ist das Durchhaltevermögen gegen Stress vergleichsweise höher als bei älteren Menschen und liegt bei 63 Prozent. (vgl. TK Presse 2016, S. 17f)

Nachdem nun der Begriff ‚Stress' definiert, seine Indikatoren erläutert und die unterschiedlichen Typen der Stressbewältigung vorgestellt wurden, gilt es zu klären, inwiefern sich der Sport, beziehungsweise breiter gefasst die physische Aktivität, als eine Interventionsmaßnahme auf einzelne Parameter auswirken kann. In der Gesellschaft ist die These bereits weit verbreitet, dass ein sportlicher Ausgleich positiv zum Abbau von Stress beiträgt, jedoch sollte dieser vermutlich herrschende gesellschaftliche Konsens auch auf seinen Wahrheitsgehalt wissenschaftlich überprüft werden. Denn ohne den wissenschaftlichen Nachweis ist eine Integration von anerkannten Präventiv-/ Interventionsprogrammen nur bedingt durchsetzbar. Ein potentieller Ansatz, der zugunsten des positiven Effekts durch den Sport spricht, ist jener, dass unter der sportlichen Belastung das Stressregulationssystem gefördert wird. Es konnte nachgewiesen werden, dass während körperlichen Ausdauerbelastungen die ACTH und Kortisolkonzentration im Körper mit der fortschreitenden Dauer und Intensität der physischen Beanspruchung zunimmt. Nach besonders intensiven Einheiten kann dieser Hormonspiegel sogar bis zu zwei Stunden aufrecht erhalten werden. Für den Organismus bedeutet das, dass gezielt durch intensive Trainingsreize eine hohe Anzahl an Stresshormonen ausgeschüttet wird. Infolgedessen kann eine Adaption innerhalb des Stressregulationssystems stattfinden, weshalb der Körper auf zukünftige Reize den Hormonspiegel besser regulieren kann. Dies würde, sofern diese sogenannte Cross-Stressor Adaptationshypothese zutrifft, in einem verhältnismäßig besser gesteuerten Umgang mit Stress resultieren. (vgl. Gerber, S. 256-258) Tatsächlich konnte auch bei Gerber kein endgültiges repräsentatives Ergebnis für die Cross-Stressor Adaptationshypothese gefasst werden. Ein Teil der von Gerber untersuchten Studien, wie z.B. die von Crews & Landers 1987, kamen dennoch bei ihren durchgeführten Stress Tests zum Ergebnis, dass etwa zwei Drittel der Trainierten überdurchschnittlich im direkten Vergleich mit den Untrainierten abschnitten. (vgl. Gerber, S. 259) Insofern ist zumindest eine Tendenz zugunsten der trainierten Probanden erkennbar. Eine Erkenntnis, dass alle Sportler jenen untrainierten Probanden signifikant überlegen seien, ist das dennoch nicht.

Körperliche Aktivität wird mit Verbesserungen von mentaler Gesundheit und Wohlbefinden, sowie einigen Bereichen der Lebensqualität assoziiert. Doch was genau passiert im Körper wenn wir uns aktiv betätigen und was bringt uns zur Ruhe und warum? Es wurde klinisch bestätigt, dass Sport die neuronale Plastizität beeinflusst, indem er neurodegenerative Prozesse besänftigt und Wirkung auf bestimmte Neurotransmitter- und hormonelle Systeme ausübt. Und damit wird zum Beispiel ein Einfluss auf den Hypothalamus genommen. Ebenso bedeutsam ist, dass die durch Sport ausgelöste antidepressive Auswirkung durch verschiedene die Hippocampus-Neurogenese beeinflussende Faktoren verursacht wird. Beispielsweise durch eine Zunahme des Serotonins. (vgl. Ernst et al. 2006, S.84) Serotonin ist ein Botenstoff, der Informationen in unserem Körper weiterleitet. Neben vielen anderen Prozessen beeinflusst er auch die menschlichen Emotionen, weshalb man Serotin auch „Glückshormon" nennt. Zudem wurde durch Sport ein Anstieg an Noradrenalin gefunden. In der Theorie könnte Sport also auch eine ähnliche Wirkung wie Antidepressiva besitzen. (vgl. Dishman 1997, S. 59) Der populäre Ansatz der beta-Endorphine gilt mittlerweile weitgehend als widerlegt, vielversprechend sind jedoch die durch Sport ausgeschütteten Endocannabinoide, die eine dem Menschen wohltuende Wirkung entfalten. (vgl. Dietrich & McDaniel 2004, S.38) Insgesamt kann dem Sport also ein deutlicher Einfluss auf den Hormonhaushalt nachgewiesen werden.

Für einen Großteil der Studien, welche die Wertigkeit von Sport als Intervention zur Stressbewältigung untersuchen gibt es weitere Faktoren, denen verhältnismäßig wenig Rücksicht entgegengebracht wird. Nichtsdestoweniger können sie wesentliche Auswirkungen auf die individuelle Ausschüttung von Stresshormonen und somit auch auf die Schlussfolgerungen der Studien haben. Zu nennen sind dabei unter anderem Alter, Geschlecht und auch die Persönlichkeit. Gerade letzteres kann massive Effekte auf die Wahrnehmung von Stress haben. Beispielsweise ist hier die Charaktereigenschaft „Wettbewerbsfähigkeit" ein Attribut, welches sich zugunsten einer höheren Stress Resistenz auswirken kann. Da Athleten diesem Wettbewerb auf sportlicher Ebene häufig ausgesetzt sind, könnte dies dafür sprechen, dass ihre Toleranz in Bezug auf Wettbewerbsstress generell höher ist, als bei jenen, die es nicht gewohnt sind. (vgl. Mücke et al., S. 5) Um dieses Argument aber ein Stück weit zu relativieren, sollte hierzu auch festgehalten werden, dass Wettbewerbsstress nicht nur auf sportlicher Ebene stattfindet, sondern ebenfalls zum Beispiel im beruflichen, familiären, oder generell im sozialen Umfeld. Folglich kann nicht pauschalisiert werden, dass nur Sportler eine niedrigere Stress Rückmeldung beim Thema Wettbewerb mitbringen. Ein spezifisches Beispiel könnte ein jüngerer Geschwister-Teil sein, der sich stets gegen die Leistungen des älteren

Geschwister-Teils, oder andersrum, behaupten muss. Eine Intensivere Beachtung der Charaktereigenschaften wird dem Thema in der Studie von Kohlmann und Eschenbeck geschenkt. Die Untersuchung der Persönlichkeit in Relation zur Stressbewältigung wird in ihrer Studie in den Fokus gerückt. Jedoch zweifeln sie auf diesem Themengebiet insbesondere die Einheitlichkeit anderer Studien an, was aufgrund sehr unterschiedlicher Messinstrumente und Strategien den Vergleich erschwert. Hervorgehoben werden unter anderem Eigenschaften wie die dispositionelle Achtsamkeit, die mithilfe einer Hemmung von Ablenkung, Selbstmitleid und Grübeln zum individuellen Wohlbefinden beitragen kann. Da eine Überbeanspruchung persönlicher Ressourcen als ein Ursprung für die langfristige Etablierung von Stress betrachtet werden kann, wird auf diese auch ein Augenmerk geworfen. Auf der einen Seite vermag eine Überlastung von Ressourcen zwar zu chronischem Stress führen, auf der anderen Seite sind Ressourcen aber auch ein Faktor, der positiv auf individuell anspruchsvolle Lebensaufgaben wirken kann. Ressourcen gibt es auf verschiedenen Ebenen. Es können sowohl Bedingungen, wie z.B. die Verfügung über finanzielle Ressourcen, eine Immobilie, etc., sein, genauso gibt es aber auch Energieressourcen, wie beispielsweise die Verfügbarkeit von Zeit. Für eine Stressintervention sind jedoch benannte Ressourcen weniger ein Thema, da auf sie in der Regel nicht mit sofortiger Wirkung eingegangen werden kann. Personale Ressourcen in Form von Überzeugungen, Persönlichkeitsmerkmalen oder Fähigkeiten besitzen eine größere Relevanz in Bezug auf eine Stressintervention. Im Bereich der Überzeugungen sagen die Autoren der Studie dem Optimismus eine wesentliche Rolle zu. Metaanalysen lieferten signifikante Hinweise darauf, dass „Optimisten ihr Bewältigungsverhalten stärker als Pessimisten an den situativen Erfordernissen ausrichten" (Kohlmann/Eschenbeck, S. 57). Das heißt, dass sie aktiver an der Bewältigung einer akuten Situation arbeiten, anstatt aufgrund der Menge der Aufgaben den Zugang zu verlieren. Insgesamt resultiert also das Ergebnis, dass die Persönlichkeit teilweise zu einem vorzeitigen Bewältigungsverhalten von Stresssituationen beitragen kann. Vollständig trifft dieser Faktor allerdings nicht zu. (Vgl. Kohlmann/Eschenbeck S. 51-62) Stellt man nun die Verbindung zum Sport her, zeigt sich, dass jene genannten Persönlichkeitsmerkmale auch besonders im Sport leistungsbestimmende Faktoren sind. Gerade im Wettkampfbereich haben (personale) Ressourcen einen massiven Einfluss. Besonders bei Sportarten, in denen man sich einem direkten Gegner oder der Uhr stellen muss, wirken beispielsweise Überzeugungen leistungsfördernd, während Zweifel leistungshemmend sind. Sofern daher im Sport die Verbesserung dieser Ressourcen erreicht wird, wäre folgerichtig neben der bereits oben im Text erläuterten physischen Adaption auch eine psychologische Adaption durch den Sport eine logische Konsequenz.

Die Erkenntnis, dass Sport nach Betrachtung bisheriger Gesichtspunkte positive Auswirkungen auf den physischen und psychischen Zustand des Einzelnen hat, wirft die Frage nach der adäquaten Menge an körperlicher Aktivität auf, die zur Stressbewältigung eine fördernde Wirkung besitzt. Genauer gesagt, von wie viel Sport ist die Rede wenn es um eine Bewältigung von Stress geht? Gemäß dieser Frage ist erscheint es hilfreich, die im Rahmen einer Kooperationsstudie an der Universität Basel und mehrerer Universitäten durchgeführte Studie genauer zu betrachten. Diese konnte nachweisen, dass sich bei gestressten Menschen moderate sportliche Aktivität positiv auf das subjektiv empfundene hohe Stressniveau und auf die kardiovaskulären Risikofaktoren auswirkt. An der Studie haben fast 6.000 Menschen teilgenommen, davon wurden 100 Frauen und Männer im Alter von 25 bis 50 Jahren mit einem BMI zwischen 18,5 und 30 eingebracht. Nach Befragung der einzelnen Probanden nach ihrem individuellen Stressempfinden wurden diese in zwei Gruppen mit entweder niedrigen oder überdurchschnittlich hohen Stresslevel getrennt. Unmittelbar nach einem Test, bei dem die allgemeine Fitness jedes einzelnen Teilnehmers, sowie die maximale Sauerstoffaufnahme ausgewertet wurden, fand eine Ausforschung über das aktuelle Stressniveau jedes einzelnen Probanden statt. Bei den Teilnehmern in der Gruppe mit niedrigem Stressniveau konnten wenig bis kaum gravierende Veränderungen des Stresslevels festgestellt werden. Im Gegensatz hierzu wurde bei der Gruppe mit dem hohem Stressniveau eine deutliche Verbesserung nachgewiesen. Statt sich nach der Arbeit auf die faule Haut zu legen, rät Prof. W. Bloch von der DGSP (Deutsche Gesellschaft für Sportmedizin und Prävention) zu 150 Minuten pro Woche an sportlicher Aktivität im Form von Ausdauersport, zum Beispiel als leichtes Jogging. Das wären am Tag circa 20 min Sport. Er betont die Notwendigkeit der Regenerationsphase nach jeder sportlichen Aktivität, damit der Körper nicht zusätzlich gestresst wird. Hält man sich an dieses einfache Konzept, so kann man dem körperlichen Schaden, der durch Stress ausgelöst wird, vorbeugen und die körperliche Leistungsfähigkeit langfristig erhalten. (vgl. Deutsche Gesellschaft für Sportmedizin und Prävention 2017) Jedoch ergibt sich aus dieser Erkenntnis eine neue Frage, nämlich in Bezug auf Leistungssport. Denn ist Leistungssport noch förderlich, wenn er berufsbegleitend ausgeführt wird oder führt er lediglich zu einem noch größeren Stressniveau?

Aufgrund der weiten Verbreitung stressbedingter Folgekrankheiten vermag es für die hiesige Fragestellung erkenntnisbringend sein, die sportliche Intervention während einer dieser psychischen Erkrankungen zu betrachten. Exemplarisch soll nun am Beispiel einer verbreitenden Folgeerscheinung von chronischem Stress die Wirkung sportlicher Aktivität dargestellt werden. Das besagte Beispiel ist Burnout. Der Zustand des „Burnouts" ist deshalb für diese Arbeit ein interessanter Aspekt, da er sowohl die psychische Ebene, als auch die physische Ebene betrifft. Grundsätzlich beschreibt Burnout also einen „Zustand verringerter Erlebnisfähigkeit, emotionaler und körperlicher Erschöpfung und Ermattung, Depersonalisation und kognitiver Verlangsamung" (Wunsch/Gerber, S. 343) Bei der Behandlung von Burnout muss zunächst unterschieden werden zwischen einer Intervention zum Zeitpunkt des akuten Burnouts und der vorsorglichen Prävention. In Anbetracht beider Behandlungsverfahren unterstreicht die Studie von Wunsch und Gerber mit ihrer Untersuchung von 39 Studien, von denen 33 Studien signifikante Korrelationen zwischen sportlicher Aktivität und dem Burnout-Zustand herstellen konnten, dass körperliche Beanspruchung im sportlichen Rahmen äußerst positive Effekte auf das Krankheitsbild haben kann. Da der Terminus ‚sportliche Belastung' ein relativ weites Feld der Intervention umfasst, ist es sinnvoll, ihn in weitere Kategorien zu unterteilen. Eine der ausgewählten Studien von Wunsch und Gerber untersuchte beispielsweise ein Sportprogramm, bei dem vor allem kognitive Aufgaben von den Teilnehmern ausgeführt wurden. Nachdem die 130 von Burnout betroffenen Probanden das Interventionsprogramm absolvierten, konnte ein wesentlicher Rückgang der Krankheit nachgewiesen werden. Dies war dementsprechend nur eines vieler weiterer Beispiele, bei denen man eindeutige Verbesserungen zugunsten des Wohlbefindens der Testpersonen feststellte. Im Ausdauerbereich konnte bei einer weiteren Studie ebenfalls einer Anzahl an Burnout Patienten mit den Tests geholfen werden. Sie zeigten nach dem zwei- bis dreimaligen Training pro Woche auf einem Ergometer eine Reduktion im Bereich der emotionalen Erschöpfung, sowie der Depersonalisierung. Zusätzlich wurden der subjektive Stressbelastungsgrad und die depressiven Anzeichen geschmälert, die persönliche Leistungsfähigkeit hingegen verbesserte sich nicht. Insgesamt statuiert die Krankheit Burnout ein weiteres Exempel, das die Bedeutsamkeit sportlicher Aktivität hervorhebt. Allerdings muss auch klar betont werden, dass der Sport in der Regel keine nachhaltigen Erfolge erzielt, sofern er nicht in der nötigen Regelmäßigkeit aufrechterhalten wird. In anderen Worten besitzt die sportliche Aktivität auf der einen Seite eine sehr gute präventive Wirkung und auf der anderen

Seite trägt sie eindeutig zur Verbesserung des Gesundheitszustands der Burnout-Erkrankten bei. Die besagten Studien konnten zudem aufzeigen, dass die Intensität der sportlichen Betätigung nicht ausschlaggebend für den Erfolg der Intervention ist. Denn nicht die physischen Verbesserungen der Patienten reduzierten die Burnout-Symptome, sondern die psychische Einwirkung war vor allem von Bedeutung und erzielte erkennbare Erfolge. Um die Krankheit ganzheitlich und langfristig zu bekämpfen, kann der Sport allerdings nur dann eine Lösung sein, wenn er auch nach Abnahme der Symptome weiterhin ausgeübt wird. Des Weiteren kann eine langfristige Lösung auch derartig aussehen, dass neben dem Sport noch zusätzlich andere Interventionsprogramme absolviert werden. Sofern die Ressource ‚Zeit' also beim Patienten zur Verfügung steht, geht man davon aus, dass es zu keiner Erfolgslinderung, sondern eher zu einer Erfolgszunahme führen wird. Ferner sollten zukünftige Studien diese These des Sports in Kombination mit weiteren Eingriffsmaßnahmen allerdings noch weiterhin untersuchen und prüfen. Schlussfolgernd lässt sich in Bezug auf Burnout sagen, dass Sport, wie bewiesen wurde, in Interventionsprogramme integriert werden sollte. Dabei kann unter anderem die intensivere Ausdauermethode gewählt werden, bei der sich der/die Betroffene „auspowern" kann. Oder aber man wählt gezielt Sportprogramme aus, die mit Entspannung arbeiten und reguliert dadurch das vegetative Nervensystem. Letztlich hilfreich sind zudem soziale Kontakte, wie die Familie oder Freunde, die im Optimalfall sogar noch in die sportliche Intervention integriert werden. (vgl. Wunsch/Gerber, S. 360-369) In der Folge entsteht während sportlichen Aktivitäten individuell ein gewisses Maß an sozialem Wohlbefinden, das in Abhängigkeit zur Sympathie mit dem sozialen Umfeld, allgemeinen Stress reduzieren kann. In der Praxis erfolgt dies durch mögliche Vereins- oder Gruppenaktivitäten. Diese fördern in der Regel positives Erleben und soziale Interaktion unter den Gruppenteilnehmern. Ein weiteres Beispiel, welches die Bewältigung von Stress im Alltag bei sportlichen Aktivitäten in Gruppen und Gemeinschaft unterstützt, ist die Gruppenkohäsion. Die Gruppenkohäsion beschreibt das Gemeinschaftsgefühl und den Zusammenhalt einer Gruppe. Dies wird mit dem psychosozialen Wohlbefinden verbunden und senkt somit den Stresslevel. Durch ein positives Zugehörigkeitsgefühl werden in der Regel die die stressbedingen Faktoren aus dem Alltag verdrängt. (vgl. Sudeck/Schmid 2012, S. 61f)

Dass Stress nicht nur den psychischen Zustand verändern kann, sondern gleichzeitig auch Einfluss auf die Physis des Menschen nehmen kann, offenbaren folgende Beispiele. Die häufigsten Symptome, die Menschen bei Stress empfinden, sind nicht nur die psychischen

Belastungen, sondern auch die physischen, die der Körper durch Anzeichen nach außen trägt.

Zu den häufigsten körperlichen Symptomen von Stress gehören: Herz- und Kreislaufbeschwerden, Schwindelgefühle, Herzrasen und Gelenkschmerzen. (vgl. Deutsches Ärzteblatt 2018) Diese und weitere Folgeerscheinungen, die aufgrund des Empfindens von negativem Stress entstehen, sorgen in der Regel für innere Unruhe und Unwohlsein. Dabei sind körperliche Indikatoren von Stress wie Kopfschmerzen und Migräne weitere oft gängige Folgeerscheinungen. (vgl. Traue/Kessler/Deighton 2005, S.224) Im Rahmen einer Studie wurde die Wirkung von Joggen und Walking auf Migräne untersucht. Es wurden 52 Teilnehmer in zwei Gruppen aufgeteilt, die sich dreimal die Woche je 30 Minuten mit Walking oder Joggen sportlich betätigten. Die Resultate, welche bei den Probanden der Jogging-Gruppe zu erkennen waren, wiesen signifikant darauf hin, dass die Anzahl der Tage pro Woche, an denen sie von Migräne geplagt wurden, rückläufig waren. Dieses Ergebnis korreliert mit dem in dieser Arbeit vorgestellten Resultat, dass vor allem aerobes Ausdauertraining gegen Stress wirksam sei. In der Walking-Gruppe reduzierte sich die Anzahl der Attacken ebenso. In beiden Gruppen (Joggen und Walken gleichermaßen) zeigte sich also ein positiver Effekt und, dass (Ausdauer-)Sport bei Migräne gesundheitsregulierende Wirkungen erzielen kann. Als eine Begründung der in der Studie eingetroffenen Effekte wird eine Senkung der Schmerzschwelle genannt. Ausdauersport soll den Abbau von unter Stress ausgeschütteten Hormonen beschleunigen, den Stresshormonpegel der Patienten senken und dadurch die individuelle Schmerzschwelle beeinflussen. (vgl. Deutsches Ärzteblatt 2012)

Wie zu Beginn des Kapitels erwähnt, leiden heutzutage immer mehr Menschen unter gesellschaftlichem Druck, der sich schnell in Stress umwandeln und auf Dauer ein chronisches Ausmaß annehmen kann. Bei anhaltendem Stress kommt es zu einer Verschlechterung des psychischen Wohlbefindens. Folglich heißt das, dass das psychische und das physische Wohlbefinden in enger Wechselwirkung miteinander stehen, denn wenn der Körper nicht in seinem vollständigen gesundheitlichen Zustand ist, wirkt sich dies ebenso auf die Psyche aus. (vgl. Benthien 2010, S. 36) Um ein genaueres Verständnis für den Begriff ,Wohlbefinden' zu haben, lohnt sich ein Blick auf dessen Definition. Die World Health Organisation(1997) bezeichnet das persönliche Wohlbefinden als „ein[en] Zustand des vollständigen, körperlichen, geistigen, sozialen Wohlbefindens[...]". Auffällig dabei ist, dass hier erneut der Begriff ,sozial' auftaucht, was einmal mehr unterstreicht, wie wichtig soziale Interaktionen für den Umgang mit Stress sind. Das Argument, welches für den Sport spricht, ist, dass eine

Vielzahl sportlicher Tätigkeiten in sozialen Gruppen durchgeführt werden kann. Hinzu kommt, dass diese interagierenden Menschen meist dieselben Interessen vertreten, wenn sie den gleichen Sport machen. Auch dies beeinträchtigt den menschlichen Hormonhaushalt. In den menschlichen Zellen sind spezielle Rezeptoren, die ständig die Menge der ausgeschütteten Stresshormone überwachen. Steigt dies zu hoch, fängt der Körper an zu reagieren und bewirkt, dass der menschliche Körper Enzyme ausschüttet, damit die stressauslösende Hormone wie Adrenalin und Noradrenalin abgebaut werden. Dies geschieht zum Beispiel im Rahmen eines Sporttrainings, denn aktive Menschen die regelmäßig Leistungssport betreiben, besitzen mehr Rezeptoren, die den Hormonspiegel senken. Dies sorgt dafür, dass unser Körper sich schneller regeneriert, entspannt und starken Stress-Symptomen vorbeugt. Bei einem aktiven Leistungssportler regenerieren sich die Stresshormone innerhalb von sechs Stunden. Bei Nichtsportlern bleiben die bis zu 48 Stunden im Körper. (vgl. Lipke/Vögele 2006) Kommt es zu einem negativen Erlebnis des Individuums, so empfindet der Körper dies als eine Beanspruchungsreaktion. Wird er dieser Bewältigung nicht getreu, und schafft es nicht in den leistungsförderlichen Zustand zurückzukehren, so kommt es zu einer Intensivierung der Beanspruchungsreaktion und erst dann verfällt der Mensch in eine Stresssituation. (vgl. Benthien 2010, S.61) Dies bestätigt nochmals die Grundidee, dass selbst im Leistungssport die Reduktion von Stress möglich ist. Dies bestätigt auch die Studie der Techniker Krankenkasse: „Wer sich mehr bewegt, fühlt sich gesünder." (2016, S. 43) Ungefähr 66 Prozent der Befragten, die regelmäßig in der Woche Sport betreiben, bezeichnen ihren gesundheitlichen Zustand als gut bis sehr gut. Die Leistungssportler bejahen diese Aussage am meisten mit rund 70 Prozent. Bei den "Antisportlern" hält sich kein Zweiter für gesund. Ganz im Gegenteil: Jeder vierte bewertet das eigene gesundheitliche Wohlbefinden im negativen Bereich. (TK 2016, S. 43)

Sucht man generelle Studien, welche die Entwicklung der sportlichen Aktivität anzeigen, gelangt man unter anderem zu einer Studie der WHO, welche auf Missstände im jüngsten Alter hinweist. Hieran lässt sich die Entwicklung erkennen, warum sich Zivilisationskrankheiten derart in der gegenwärtigen Gesellschaft ausbreiten können. Die folgende Studie betrachtet folglich die alltägliche Praxis und präziser den Umgang von Kindern mit Bewegung. Gemessen an den Empfehlungen der WHO und im Vergleich mit anderen Ländern schneiden deutsche Kinder und Jugendliche äußerst schlecht, nämlich mit der Note 4 minus ab. Zwar wurde Deutschland im Bereich Sport eine sehr gute Infrastruktur anerkannt, was zum Beispiel Sport im Schulunterricht, oder einem ausgeprägten Vereinswesen, geschuldet ist. Die Annahme der Angebote und die tatsächliche tägliche Bewegung wird, gemessen an den gesetzten Vorgaben der WHO, jedoch lediglich von 20 Prozent der Kinder und Jugendlichen eingehalten. Auch im europäischen Vergleich liegt man dabei hinter Ländern wie England, den Niederlanden, oder Slowenien. Die Entstehung und Verbreitung von Zivilisationskrankheiten ist ein wesentliches Problem, welches diese gesellschaftlichen Defizite nach sich ziehen. (vgl. Deutsches Ärzteblatt 2017) In Bezug auf die bisherige Erläuterung der Signifikanz von sportlicher Bewegung in dieser Arbeit verdeutlicht diese Studie umso mehr die derzeit herrschenden Missstände in Deutschland. Der sportliche Ausgleich dient, wie die vorgestellten Studien weitestgehend zeigen, sowohl als eine mögliche Präventions- als auch Interventionsmethode. Explizit der Bewegungsmangel von Kindern und Jugendlichen schafft letztlich eine der Grundlagen für die Ausbreitung von stressbedingten Folgekrankheiten. Da der physische Zustand des Einzelnen eine bedeutende Ressource im Kampf gegen Stress ist, erscheint auch eine Intervention gegenüber dieser Entwicklung als äußerst hilfreich.

Fasst man die in diesem Teil dargestellten Argumente weitestgehend zusammen, erkennt man eindeutige Korrelationen zwischen Sport als Präventions- und Interventionsmaßnahme in Bezug auf Stressbewältigung. In diese Aussage fließen mehrere der genannten Theorien mit ein. Wie die in dieser Arbeit ausgewählten Studien zeigen, sind einige der hervorgehobenen Aspekte, die durch regelmäßige sportliche / physische Aktivität auftreten, mindestens in der Theorie gesundheitsfördernde Maßnahmen. Die zentralen Gesichtspunkte, die durch den Sport zur Verbesserung des Wohlbefindens führen, sind unter anderem die Ausweitung psychosozialer Ressourcen, die Regulation des Hormonhaushalt und des Herz-Kreislauf-Systems. In Anlehnung an die Fragestellung kristallisiert sich im Kern dieser Arbeit die Hypothese heraus ‚sportlicher Ausgleich führt als Interventionsmaßnahme zur Reduktion von Stress'. In der Diskussion wird diese Hypothese anhand einer experimentellen Studie und vor dem Hintergrund des empirisch-theoretischen Teils erörtert. Der nachfolgende Teil stellt zunächst eine Studie vor, welche sich ebenfalls der Stressbewältigung widmet und über die Probleme eines langfristigen Stressniveaus Studierender im Hochschulalltag aufklärt. Damit leistet sie einen Beitrag zur gesellschaftlichen Intervention gegen Stress und gegen die gravierenden Folgen stressbedingter Folgekrankheiten.

3. Methode und Ergebnisse

Mit ihrer Studie Entwicklung und Evaluierung eines Stressbewältigungsprogramms für Studierende im Hochschulsetting greifen die Autoren Marie-Hélène Seidl, Matthias F. Limberger und Ulrich W. Ebner-Priemer ein sich gegenwärtig ausweitendes Problem unserer Gesellschaft auf. Nämlich jenes Problem, dass Studierende vor allem seit der Einführung des neuen komprimierten Bachelor-/ Master Systems, unter anderem aufgrund eingeschränkter Zeit- und Handlungsspielräume, mangelnder Transparenz und einer unübersichtlichen Gliederung des Studiums, häufiger unter stressbedingten Krankheitserscheinungen leiden. Studien belegen, dass 1/3 aller Studierenden von Nervosität und Konzentrationsschwierigkeiten betroffen sind, 1/4 sogar unter Kopfschmerzen, Schlafschwierigkeiten, oder Stimmungsschwankungen leiden. Dauerzustände dieser Probleme können sich schnell ausweiten hin zu psychischen Beschwerden, wie zum Beispiel depressiven Verstimmungen, Prüfungsängsten, oder auch zu einem verminderten Selbstwertgefühl. Ein zusätzlicher Indikator für die derzeitige Entwicklung ist der rapide anwachsende Verbrauch von Antidepressiva bei Studierenden, der klar auf die psychischen Missstände bei Studierenden hinweist. An genau dieser Stelle sollten Interventionsprogramme zur Stressbewältigung ansetzen. De facto mangelt es aber vor allem im Bereich Prävention an zielgruppenspezifischen Konzeptionen, die in den Hochschul-Alltag integriert werden könnten. Die adaptierte Stressbewältigung mit ihrem Schwerpunkt der präventiven Behandlung von Studierenden wäre dabei eine Option.

Im Rahmen der Studie von Seidl et al. sollte überprüft werden, inwiefern ein adaptives Stressbewältigungstraining, das entsprechend speziell auf das Umfeld der Studierenden angepasst ist, zur Verbesserung des psychischen Zustands der Probanden beitragen kann. Dazu wurden zuerst mehrere bereits existierende Studien zur adaptiven Stressbewältigung bewertet und auf deren nicht optimale Ausführungen hingewiesen. Mögliche Mangelhaftigkeiten waren beispielsweise, dass es keine Wartelistengruppe gab, anhand derer die Ergebnisse schließlich verglichen werden konnten, oder dass das Alter der Probanden zu stark variierte. Zudem waren die Gruppengrößen teilweise äußerst klein gehalten, was die Repräsentativität der Studien in Frage stellt. Folglich kristallisiert sich zwar ein guter Ansatz dieser Studien heraus, jedoch sollte für eine größere Wirkung der Studien auf repräsentative Prämissen ein größerer Wert gelegt werden. Ebenfalls wurde eine Reihe an Untersuchungen bezüglich generellen Präventionsprogrammen analysiert und diese Ergebnisse mit der Variable „Stressbelastung" betrachtet. Auch hier ließen sich in der Regel sehr positive Auswirkungen der Stressbewältigungsprogramme bei den Zielgruppen erkennen. Ihre eigene Studie hatte nun den Zweck ein für die Praxis umsetzbares Trainingsprogramm zu entwickeln, das Stressbelastungen im Hochschulalltag entgegenwirken kann und auch langfristig von den Teilnehmern anwendbar ist, um auch im späteren Berufsleben Stress bewältigen zu können. Genauer ging es bei den Probanden um die Untersuchung der Variable der subjektiven Stressbelastung. Das entwickelte Trainingsprogramm sollte Einfluss auf die Parameter „Prüfungsängstlichkeit, psychosomatische Beschwerden, depressive Symptomatik, Perfektionismus, subjektiv eingeschätzte Beanspruchungs-Erholungsbilanz, Selbstwert, Abschalten von der Arbeit / Erholungsfähigkeit und Ressourcen und Selbstmanagementfähigkeiten" (Seidl et al. 2016, S. 32). Der Studie unterliegen zwei Forschungshypothesen, zum Einen, dass „durch das Stressbewältigungsprogramm eine signifikante prä-post-Reduktion der Variable ‚Stressbelastung' in der Interventionsgruppe im Vergleich zur Wartelistengruppe erwartet" (ebd.) wird, zum anderen, dass „signifikante prä-post-Veränderungen der Interventionsgruppe im Vergleich zur Wartelistengruppe bezüglich der Variablen Prüfungsängstlichkeit, psychosomatische Beschwerden, depressive Symptomatik, Perfektionismus, Selbstwert, Beanspruchung, Erholung, Abschalten von der Arbeit / Erholungsfähigkeit, Selbstmanagementfähigkeiten und Ressourcen erwartet" (ebd.) werden. Das adaptive Trainingsprogramm unterliegt einem kognitiv-verhaltenstherapeutischen Grundgedanken, der einem „multimodalen Ansatz, der instrumentelle, kognitive und palliativ-regenerative Strategien vereint" (ebd., S. 33). Praktisch bekamen die Studierenden zur Stressbewältigung eine Auswahl an Verfahren unter anderem für „mentales Stressmanagement, Optimierung des Zeit- und Lernmanagements, [zur] Bewältigung von Prüfungsangst, [zur] effektive[n] Prüfungsvorbereitung, Autogene[m] Training" (ebd.), etc. Als Maßnahme zur Bewertung des Stressbewältigungstrainings wurde ein randomisiertes Wartelisten-Kontrolldesign verwendet. Zur Datenerhebung kamen diverse Skalen, wie zum Beispiel die Allgemeine Depressionsskala (ADS-K), die multimediale Selbstwertskala (MSWS) und die Frost Multidimensional Perfectionism Scale – Deutsch (FMPS-D) zum Einsatz. Außerdem wurden bei den Probanden Fragebögen der Selbstevaluierung verwendet, wie beispielsweise der Gießener Beschwerdebogen (GBB-24), der Prüfungsangstfragebogen (PAF), der Recovery Experience Questionnaire (REQ), oder der

Perceived Stress Questionnaire (PSQ). Im Vergleich der Prä und Post Messzeitpunkte lassen sich signifikante Unterschiede bei der Interventionsgruppe erkennen, was sowohl die jeweiligen Subskalen, als auch die Gesamtskala PSQ klar erkennen lassen. Gemäß der Autoren der Studie zeigt sich deskriptiv betrachtet eine „hypothesenkonforme Veränderung in allen verwendeten Testverfahren, d.h. eine stärkere Verbesserung der Interventionsgruppe" (ebd., S. 37). Insofern verweisen die Ergebnisse auf besonders signifikante Verbesserungen gesundheitsrelevanter Parameter, die vor allem in den Bereichen Selbstwert, Depressionen, Erholung und psychosomatische Beschwerden wesentliche positive Effekte auf den Gesundheitszustand der Probanden nehmen konnten. Zusätzlich erfolgte durch das Trainingsprogramm während der Studie ein Rückgang des Perfektionismus und der individuellen Beanspruchung. Zunahmen waren des Weiteren erkennbar bei der Erholungsfähigkeit, dem mentalen Abschalten nach der Arbeit und beim Selbstmanagement.

Summarisch betrachtet, leisten die Autoren der vorliegenden Studie mit ihrer Arbeit einen wesentlichen Beitrag dazu, über die Relevanz von Interventionsprogrammen hinsichtlich der Stressbewältigung bei Studierenden aufzuklären. Aufgrund ihres zeitlichen Faktors untersucht die Studie allerdings nur mittelfristige Effekte der Intervention. Um dem Thema Stressbewältigung, spezifisch auf Studierende angepasst, noch einen größeren Stellenwert zu geben, sollten zudem noch weitere Studien durchgeführt werden, die auch langfristige Erkenntnisse über die Entwicklung der Studierenden liefern. Nichtsdestotrotz haben die Ergebnisse dieser Studie eine hohe Repräsentativität, da sie im Vergleich zu bisherigen Untersuchungen mit einer größeren Anzahl an Probanden in einer angepassten Altersgruppe mit einer Wartelistengruppe, die zur Kontrolle dient, durchgeführt wurde. Somit sollte dem Thema auch gesellschaftlich eine größere Relevanz gebühren, denn die Anzahl der betroffenen Studierenden ist immens und die positiven Auswirkungen jener Trainingsprogramme sind spätestens seit der Studie Seidls et al. unverkennbar.

4. Diskussion

Das zentrale Ziel dieser Arbeit ist die Erörterung der von der eingangs eingeführten Fragestellung abgeleiteten Hypothese, ‚sportlicher Ausgleich führt als Interventionsmaßnahme zur Reduktion von Stress'. Sport soll also unter der Prämisse der

Intervention und in Teilen auch der Prävention gegen Stress betrachtet werden. Die Notwendigkeit dieser Untersuchung liegt in dem stetig zunehmenden Bedarf an Interventionen gegen chronischen Stress und gegen eine Vielzahl daraus resultierender physiologischer und psychologischer Erkrankungen. Zur Reflektion der Hypothese ist es nun von großer Bedeutung, die im vorherigen Kapitel vorgestellte Studie mit dem empirisch-theoretischen Hintergrund zu verbinden. Nachdem viele Studien und Quellen die Hypothese unterstreichen konnten, ist die Absicht des folgenden Diskussionsteils, kritisch mit den Inhalten der Studien themenbezüglich umzugehen. Das heißt, es sollten die Maßnahmen der Datenerhebung und ihre Repräsentativität an sich überprüft werden. Ebenso sollte der Realitätsbezug geprüft werden, indem auch der Frage nachgegangen wird, inwiefern die Ergebnisse der Studien aussagekräftig sind, beziehungsweise wie sie sich umsetzen lassen. Wie in der Einleitung beschrieben, fehlt in der Literatur bisher der Konsens, dass Sport tatsächlich langfristige Erfolge zur Stressbewältigung beitragen kann. Aus diesem Grund ist eine kritische Beleuchtung der Hypothese erforderlich. Dabei soll erklärt werden, warum bisher keine endgültigen Aussagen getroffen werden können, es soll aber vor allem dargelegt werden, welche Erfolge man körperlicher Aktivität definitiv zuschreiben kann. Um diesbezügliche Aussagen zu treffen, geht es inhaltlich auch darum, Ergebnisse auf die Frage der Langfristigkeit der Wirkung geben zu können. Zu Beginn gehört in die Diskussion die Anbindung und Erschließung der Studie von Seidl et al. an die vorliegende Hypothese.

Zunächst können Erkenntnisse über die Effizienz der Studie Seidls et al. gezogen werden, wenn man den Aufbau der Studie begutachtet. Hier ist es wichtig zu erwähnen, dass eine vollständige Gültigkeit der Resultate in Frage zu stellen ist. Gründe dafür liegen zum Beispiel darin, dass die Teilnehmerzahl für eine Studie mit umfassender Aussagekraft zu gering ist. Es testen nämlich 63 Personen das Trainingsprogramm der Kontrollgruppe, wobei das Programm zur Stressbewältigung aus sechs Seminareinheiten, die jeweils 180 Minuten umfassen, und aus einem Blocktermin, der wiederum 420 Minuten geht, besteht. Verhältnismäßig unterliegt also ein unterschiedliches Trainingspensum. In den Gruppen sind überwiegend Männer vertreten, was möglicherweise durch den technisch-orientierten Studiengang zu begründen ist. Die Gender Repräsentativität ist somit nicht dem gesellschaftlichen Verhältnis angepasst. Das Durchschnittsalter der Gruppe liegt bei 22 Jahren. Interessensmäßig liegen die Probanden aufgrund desselben Studiengangs generell sehr dicht beisammen, und unterscheiden sich im weiteren Sinne nur in Alter und Geschlecht. Gemeinsam haben alle Studierenden zudem, dass sie im Karlsruher Institut eingeschrieben. Da sie durchschnittlich im 5. Semester sind, haben die Studierenden den Hochschul-Alltag also schon über eine längere Zeit miterlebt, weshalb das Stressniveau auch in Verbindung mit den Studienanforderungen gebracht werden kann. Des Weiteren ist es wichtig, zu erwähnen, dass das Zeitfenster, in dem man die Teilnehmerinnen und Teilnehmer untersucht, nur sehr gering ist. Außerdem werden die Studierenden in eine Interventions- und in eine Wartelistengruppe eingeteilt, wobei das Trainingsprogramm insgesamt sieben Wochen in Anspruch nimmt. Wöchentlich findet ein Termin mit der Interventionsgruppe statt, die sich mit dem Thema Stressbewältigung auseinandersetzt. Betrachtet man die Wahl der Hochschule, gilt es dabei zusagen, dass es kleine Differenzen in der Anzahl gestresster Studierender gibt. Laut eines Vergleichs ist an Fachhochschulen ein größerer Teil aufzufinden. Dort sind es nämlich 56 Prozent der Studierenden, die einen erhöhten Stresspegel aufweisen. Im Vergleich dazu kommen die Universitäten auf eine Zahl von 52 Prozent der Studierenden, deren Stressniveau erkennbar erhöht ist. (vgl. Herbst/Müller o.J., S. 24) Natürlich kommt es an dieser Stelle auch auf die Definition des Wortes „Stress" an. Während für die einen eine Prüfung in der Woche eine große Stresssituation darstellt, ist es für die anderen kein großer Aufwand, sich auf diese vorzubereiten bzw. für diese zu lernen. Wie bereits angedeutet, werden die Studenten des Karlsruher Instituts für Technik auf ihre Stressbewältigung getestet. Doch in diesem Kontext stellt sich zwangsläufig die Frage, ob Absolventen eines technischen Studiengangs mehr lernen müssen, als beispielsweise Studenten eines Jura- oder Medizinstudiums. Dies müsste man anhand weiterer Studien belegen, in denen es darum geht, den Stresslevel in unterschiedlichen Studiengängen zu vergleichen. Auf der Grundlage der heutigen Erkenntnisse ist es allerdings unstrittig, dass Sport an sich gesundheitswirksam ist. Außerdem kann es als gesichert gelten, dass viele positive Zusammenhänge zwischen körperlich-sportlicher Aktivität und den unterschiedlichen Zuständen von Wohlbefinden und Gesundheit bestehen. Als gesundheitsfördernd wird die sportliche Aktivität besonders dann bezeichnet, wenn sie regelmäßig und in Maßen ausgeführt wird, womit beispielsweise die Berücksichtigung der Belastungsfaktoren von Gelenken und der Psyche gemeint ist. Denn nicht jeder, der eine sportliche Aktivität ausübt, erhält dadurch den gewünschten Ausgleich. Genauso gibt es Menschen, die sich den Druck im Sport holen, indem sie von sich erwarten, eine besonders gute Leistung zu erbringen. Als Beispiel hierfür sind vor allem Leistungssportler zu nennen, die sich während des Studiums auch auf Turniere und Wettkämpfte vorbereiten.

Im Kontext dieser Diskussion wäre dies dann eher als eine Doppelbelastung und nicht als eine Stressbewältigung zu verstehen. Somit kann man die Aussage, Sport sei ein erfolgreiches Mittel zur Stressbewältigung, in diesem Fall nicht vollständig unterstützen. Dass eine sportliche Aktivität dabei helfen kann, den Stresslevel zu minimieren, kann man zwar auf viele Studenten, aber dennoch nicht auf die Allgemeinheit übertragen. So ist die Reduzierung des Stresses durch das Ausführen eines Sports in Studien belegt, die universelle Wirksamkeit jedoch nicht bewiesen. Ferner ist es wichtig, darauf hinzuweisen, dass die Effektivität körperlicher Aktivität innerhalb der Studien nicht auf das vollständige Wohlbefinden der Menschen übertragen werden kann. Das liegt daran, dass beispielsweise individuelle Einschränkungen, wie eine körperliche Behinderung, eine Herzerkrankung, oder eine altersbedingte Sportunfähigkeit innerhalb der Studien keine Berücksichtigung finden. Die Ergebnisse sind folglich nur dann wirksam, wenn davon ausgegangen wird, dass die gesamte Allgemeinheit sportfähig ist. Auffällig ist außerdem, dass Studien, wie die von Mücke et al. zwar darstellen, dass 7 von 12 Studien die Wirkung des Sports für die Stressintervention nachweisen konnten, es fehlen aber Begründungen, warum die restlichen 5 Studien die These widerlegen. Jene Begründungen wären interessant für weitere Studien und Forschungshypothesen und könnten zu einem besseren Verständnis, weshalb bisher keine vollständige Einheitlichkeit der wissenschaftlichen Meinung besteht, beitragen.

Wie schon im empirischen und theoretischen Teil erwähnt, sind Zivilisationskrankheiten eindeutige Folgen des Lebensstils modernisierter Industrieländer. Dazu gehören nicht nur physiologisch, sondern genauso psychologisch bedingte Erkrankungen, die durch Umweltfaktoren, sowie durch den Lebensstil ausgelöst werden. Da Stress ein wesentlicher Missstand ist, der sich in der gegenwärtigen Konsumgesellschaft stetig ausweitet, ist es grundsätzlich keine Frage, dass gegen ihn interveniert werden muss. Diese Problematik wurde bei der Untersuchung Seidls et al. deutlich. Was jedoch im Zentrum jener Studie stand, war eine allgemeine Aufklärung über das Thema Stressbewältigung. Der Untersuchungsschwerpunkt lag auf den Studierenden. Was die benannte Studie jedoch nicht leistet, ist explizit zu erläutern, welche Verfahren als besonders wirksam für die Stressintervention erscheinen. Deshalb wurde in dieser Arbeit ein allgemein verbreitetes Verfahren in den Fokus gestellt. Nämlich der Sport. Insgesamt konnte diese Arbeit zwar nicht präzise beurteilen, wie langfristig die Erfolge sportlicher Aktivitäten erhalten bleiben, es konnte allerdings generell der Nachweis geliefert werden, welche Prozesse im Körper, zum

Beispiel innerhalb des Hormon-Kreislaufs, angeregt werden. Jene Argumente sprechen eindeutig für den gesellschaftlichen Nutzen des sportlichen Ausgleichs, sowohl während eines bereits chronischen Stresszustands, als auch präventiv, bevor sich das negative Stresslevel derartig festsetzen kann. Aufgrund der Tatsache, dass benannte Folgeerkrankungen, wie Burnout oder Depressionen, immer häufiger auftreten, sollte erwähnt werden, dass sportliche Aktivität und Bewegung allein in einem solchen Krankheitsfall keinen Ersatz für die Beratung eines Psychologen darstellt. Wenn man eine psychische bzw. seelische Erkrankung erleidet, sollte man einer Medikation oder Therapie nicht ausweichen. Da dient Sport nur als Zusatzversorgung, um die Symptomatik zu reduzieren. Doch Sport scheitert nicht nur an der Motivation bei vielen, sondern auch daran, dass viele Erwerbstätige in Deutschland einen Durchschnitt von 34,9 Stunden pro Woche haben. (vgl. Zeit Online, 2018) Hinzu kommt, dass man neben familiären und sozialen Verpflichtungen auch einen Haushalt hat, um den man sich zu kümmern hat. Da fehlt es vielen Menschen alleine schon an der nötigen Zeit, um diese den sportlichen Aktivitäten zu widmen. Auch von medizinischen Beratungsstellen kann deshalb verlangt werden, dass Empfehlungen ausgestellt werden, wie der Sport am besten in den individuellen Fällen in den Alltag integriert werden kann. Bleibt man bei Beispiel Studierender, lohnt sich ein Blick darauf, wie manche Hochschulen versuchen, durch sportliche Intervention den Studienalltag zu erleichtern und gute Bedingungen für einen mentalen Ausgleich zu schaffen. Die DHBW Stuttgart leistet beispielsweise mit ihrem Programm des Hochschulsports Ansätze, wie auch für Studierende Stress reduziert werden kann, indem durch soziale Interaktion im Sport das individuelle Wohlbefinden der Studierenden verbessert werden kann. Ebenfalls als positiv wurden die sportlichen Infrastrukturen der Sportvereine hervorgehoben. Hier bieten sich generell sehr große Auswahlmöglichkeiten. Kritisch zu bewerten sind aber auch einige Bereiche, insbesondere im Kinder-und Jugendalter. Im empirischen und theoretischen Teil wurde die mangelnde Bewegung von Kindern beschrieben. Präventiv gesehen, sollte hier optimaler Weise bereits möglichst früh angesetzt werden, um eine Resilienz aufzubauen, Ressourcen zu fördern und damit späteren Folgeerkrankungen von Stress entgegenzuwirken. Ein Gegenspieler dieser Theorie ist jedoch unter anderem das eingeführte achtjährige Gymnasium (G8). Durch die anfallende häufige Mittagsschule sind Kinder bereits im jungen Alter dazu verpflichtet, eine sehr lange Zeitspanne des Tages zu sitzen. Aufgrund der hinzukommenden Hausaufgaben ist der sportliche Ausgleich kaum noch möglich und die im empirischen Teil empfohlene

Tagesdosis an sportlicher Bewegung ist kaum noch realisierbar. Künftige Studien sollten sich also auch mit dieser Problematik auseinandersetzen und Alternativprogramme einer sportlichen Intervention testen. Beispielsweise könnten Pausen besser mit kleineren Bewegungsprogrammen ausgefüllt werden, oder in den Unterricht könnte mehr Bewegungsaktivität miteinfließen. Nur durch derartige Ansätze wird Bewegung wieder zur Selbstverständlichkeit. Denn bereits im Kindesalter wird der Grundstein für eine optimale Stressbewältigung im Erwachsenenalter gelegt und so können präventiv Probleme bewältigt werden und Zivilisationskrankheiten zu gewissen Teilen vermieden werden.

Abschließend lässt sich hinsichtlich der Hypothese ein klares Resümee ziehen. Sportliche Aktivität, so bestätigt der Konsens geprüfter Studien, ist eine bedeutende Grundlage für ein psychosoziales Wohlbefinden unserer Gesellschaft. Es unterstützt die Selbstregulation und stellt einen adäquaten Ausgleich des täglich auf den Menschen einwirkenden Stresses dar. Eine vollständige Erholung von stressbedingten Folgekrankheiten kann zwar nicht als die zentrale Lösung pauschalisiert werden, jedoch zeigt ein Großteil der Studien signifikant messbare Erfolge während der Intervention und Prävention. Sport kann also zur Reduktion von Stress führen.

Literaturverzeichnis

Abu-Omar K., Rütten A. 2006: Sport oder körperliche Aktivität im Alltag? Zur Evidenzbasierung von Bewegung in der Gesundheitsförderung. Erlangen.

Buchwald, Petra/Schwarzer, Christine/Hobfoll, Stevan E. 2004: Stress gemeinsam bewältigen. Ressourcenmanagement und multiaxiales Coping, Göttingen.

Die Deutsche Gesellschaft für Sportmedizin und Prävention – Deutscher Sportärztebund o.J.: Stressmanagement durch Sport:

Körperliche   Fitness   schützt   vor   Stress   und   seinen   Folgen. https://www.dgsp.de/texte/seite.php?id=376569, 03.12.2018.

Dishman R. 1997: Brain Monoamines, Exercise, and Behavioral Stress: Animal Models. In: Med Sci Sports Exerc; 29: S. 63–74.

Fuchs, Reinhard/Gerber, Markus (Hrsg.) 2018: Handbuch Stressregulation und Sport. Berlin.

Fuchs, Reinhard/Klaperski, Sandra 2012: Sportliche Aktivität und Stressregulation. In Fuchs Reinhard, Schlicht Wolfgang (Hrsg.): Seelische Gesundheit und sportliche Aktivität. Göttingen. S. 100–121.

Gerber, Markus 2018: Physiologische Wirkungsmechanismen des Sports unter Stress. In: Fuchs, Reinhard/Gerber, Markus (Hrsg.) 2018: Handbuch Stressregulation und Sport. Berlin. S. 251-274.

Herbst, Uta/Müller. Mareike/Voeth, Markus/Eidhoff, Theresa/Stief, Sarah 2016: Deutschland – eine empirische Untersuchung. https://www.ph-ludwigsburg.de/uploads/media/AOK_Studie_Stress.pdf, 01.12.2018.

Kohlmann, Carl-Walter/Eschenbeck, Heike 2018: Stressbewältigung und Persönlichkeit. In: Fuchs, Reinhard/Gerber, Markus (Hrsg.) 2018: Handbuch Stressregulation und Sport. Berlin. S. 51-66.

Lippke, Sonia/Rennberg, Babette 2006: Theorien und Modelle des Gesundheitsverhalten. In: Gesundheitspsychologie. Heidelberg. S.35-59.

Mücke, Manuel/Ludyuga, Sebastian/Colledge, Flor/Gerber, Markus 2018: Influence of Regular Physical Activity and Fitness on Stress Reactivity as Measurd with the Trier Social Stress Test Protocol: A Systematic Review. In: Sports Medicine. https://www.researchgate.net/publication/327069852, 03.12.2018.

Renneberg, Babette/Hammelstein, Philipp (Hrsg.) 2006: Gesundheitspsychologie. Heidelberg.

Rütten, Alfred/Pfeifer, Klaus 2016: Nationale Empfehlungen für Bewegung und Bewegungsförderung. Erlangen.

Sudeck, Gorden/Schmid, Julia 2012: Sportaktivität und soziales Wohlbefinden. Hildesheim.

Techniker Krankenkasse Presse und Politik 2016: Beweg dich, Deutschland! Bewegungsstudie. https://www.tk.de/resource/blob/2033598/9f2d920e270b7034df3239cbf1c2a1eb/beweg-dich-deutschland-data.pdf, 03.12.2018.

Techniker Krankenkasse Presse und Politik 2016: Entspann dich, Deutschland! Stressstudie. https://www.tk.de/tk/themen/praevention-und-fehlzeiten/stressstudie-2016/916646, 03.12.2018.

Traue, Harald C./Kessler, Manfred/Deighton, Russel M./Eckenfel, Christina 2005: Alltagsstress, Befindlichkeit, Emotionale Hemmung und chronische Kopfschmerzen: Zeitreihenstatistische Analyse von 31 Einzelfällen. In: Therapie und Verhaltensmedizin, 26. JG. (2), 213-238.

Wunsch, Kathrin/Gerber, Markus 2018: Sportaktivität, Stress und Burnout. In: Fuchs, Reinhard/Gerber, Markus (Hrsg.) 2018: Handbuch Stressregulation und Sport. Berlin. S. 343-374.

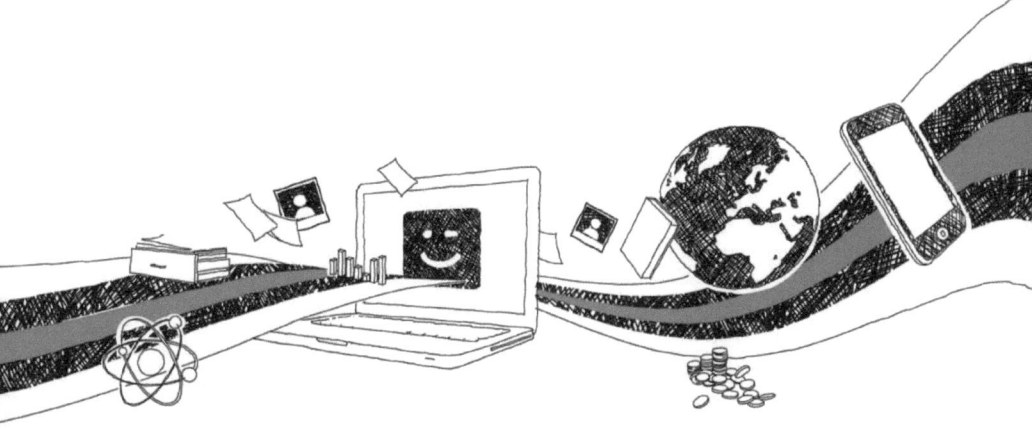
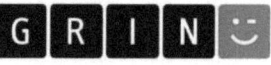